DE LA DOULEUR

DANS

LE CANCER DE L'ESTOMAC

PAR

Le Docteur F. Edmond GAILLARDON

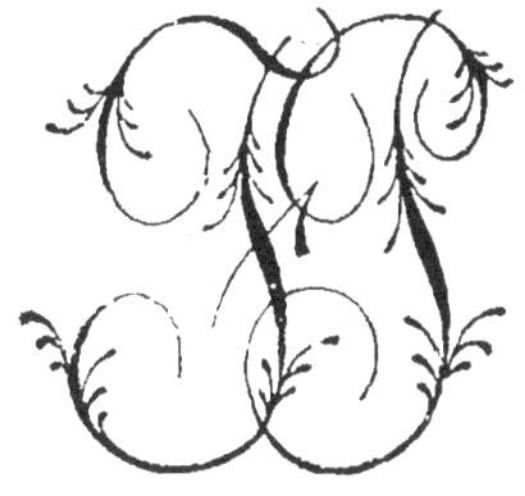

PARIS

F. PICHON, IMPRIMEUR-LIBRAIRE,

14, RUE CUJAS, ET 7, RUE VICTOR-COUSIN.

—

1879

DE LA DOULEUR

DANS LE CANCER DE L'ESTOMAC

DE LA DOULEUR

LE CANCER DE L'ESTOMAC

PAR

Le Docteur F. Edmond GAILLARDON

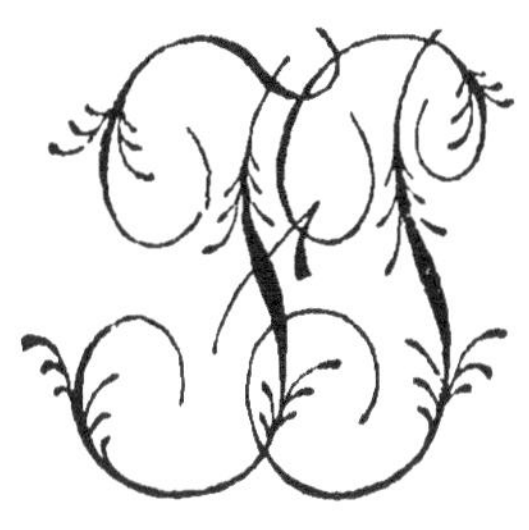

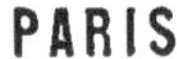

PARIS

F. PICHON, IMPRIMEUR-LIBRAIRE,

14, RUE CUJAS, ET 7, RUE VICTOR-COUSIN.

1879

INTRODUCTION.

Le cancer de l'estomac est une affection assez
commune. Il n'y a pas de salle de médecine un
peu importante ou l'on ne voie, chaque année plusieurs cas de cette maladie. Les symptômes sont
en général, très nets et très caractéristiques et le
plus souvent, on arrive assez facilement au diagnostic. Mais, dans d'autres cas, au contraire, les
symptômes propres au cancer sont tellement mas-
qués par ceux de la cachexie, cette affection prend
si bien l'aspect que peuvent donner les altérations
d'un autre organe que le diagnostic devient d'une
difficulté extrême et que l'on commet les erreurs
les plus bizarres en apparence.

Nous avons vu ou lu un certain nombre de ces
cas dans lesquels un cancer de l'estomac est pris
pendant la vie soit pour une grossesse, soit pour
une affection cardiaque, soit pour de la tuberculose pulmonaire, soit pour toute autre affection
qui au premier abord semblerait ne devoir présenter avec lui aucun point de ressemblance. Vivement intéressé par ces faits, nous avons eu l'idée
de faire un travail sur le diagnostic du cancer de

l'estomac dans ces cas difficiles ; mais, d'une part, le sujet a été traité, il y a peu de temps, d'une façon très satisfaisante et d'autre part les cas de ce genre sont devenus tellement nombreux, que pour écrire sur ce sujet d'une manière assez complète, il nous aurait fallu dépasser de beaucoup les dimensions ordinaires de ces thèses ; aussi nous sommes-nous tenus à l'étude d'un seul symptôme : la douleur, dont nous avons recherché la valeur étiologique et diagnostique dans le cancer de l'estomac.

C'est là, il est vrai, un symptôme purement subjectif et pour l'appréciation duquel il faut s'en rapporter absolument au dire des malades, mais tout en reconnaissant la valeur de cette objection que l'on peut nous faire, nous avons passé outre à cause du vif intérêt que présente l'étude des diverses modalités de la douleur dans le cancer de l'estomac.

DE LA DOULEUR

DANS LE CANCER DE L'ESTOMAC

CHAPITRE PREMIER.

LES NERFS DE L'ESTOMAC, LEUR SENSIBILITÉ.

Les nerfs de l'estomac viennent de deux origines, des pneumogastriques, surtout du pneumogastrique gauche, et du plexus solaire.

Les filets nerveux émanés de ces deux sources constituent, dans l'épaisseur des parois de l'organe, deux plexus ; l'un dont les ramifications sont contenues dans la tunique musculaire, c'est le *plexus d'Auerbach*, l'autre dont les filets siégent dans la tunique celluleuse et dans la tunique muqueuse, c'est le *plexus de Meisner*.

Cette double origine des nerfs de l'estomac permet de comprendre les irradiations douloureuses qui se montrent parfois dans le cancer de cet organe.

Le *plexus coronaire stomachique,* né de la partie du plexus solaire qui entoure le tronc cœliaque, suit l'artère du même nom pour se distribuer avec elle aux deux faces de l'estomac, pas des divisions nombreuses qui s'anastomosent avec le pneumogastrique gauche, puis à son extrémité pylorique. De plus, ce même plexus fournit des filets à l'extrémité inférieure de l'œsophage, ce qui nous explique les irradiations douloureuses que l'ont peut observer du côté de ce canal.

Le *plexus hépatique,* né de même du plexus qui entoure le tronc cœliaque, fournit des divisions qui accompagnent l'artère pylorique et se perdent dans les parois du duodénum et dans les parties voisines de l'estomac, d'où les irradiations douloureuses dans l'hypochondre droit accompagnant le cancer du pylore, comme cela existait chez les malades de plusieurs de nos observations.

Le *plexus splénique,* offrant la même origine que les deux précédents, forme le *plexus gastro-épiploïque gauche,* qui fournit des filets aux deux faces de l'estomac, et d'autres divisions très-ténues qui se portent avec les vaisseaux courts dans le grand cul-de-sac, d'où les irradiations douloureuses dans l'hypochondre gauche, lorsqu'il existe un cancer du grand cul-de-sac ou du cardia.

Le *plexus solaire* lui-même est formé par les deux *nerfs splanchniques* et le *pneumogastrique droit* qui viennent se rendre dans les ganglions semi-lunaires.

La douleur rachidienne s'explique fort bien par la présence du plexus solaire lui-même et par les deux nerfs splanchniques qui naissent des 6e, 7e, 8e, 9e, 10e, 11e et 12e ganglions thoraciques du grand sympathique.

Les douleurs dans les épaules, dont plusieurs de nos observations font mention, trouvent leur raison d'être dans ce fait que le pneumogastrique s'anastomose avec le spinal et la deuxième paire cervicale. Or, si le pouvoir sensitif du nerf spinal à son point d'origine est resté douteux, tous les observateurs ont pu constater qu'il était sensible à sa sortie du crâne; d'autre part, ce nerf par sa branche externe se distribue en particulier au trapèze, au peaucier et aux téguments de l'épaule. La seconde branche cervicale antérieure fournit des filets qui se rendent dans la même région.

A l'état sain, l'estomac ne possède pas une sensibilité qui lui permette une appréciation exacte des propriétés physiques et de la température des corps. En dehors de la sensation de la faim ou de la soif et du sentiment de bien-être qui suit la satisfaction de ces besoins, on peut admettre cet adage populaire, que dans l'état de santé on ne doit pas avoir conscience de l'existence de son estomac; mais cet organe, dépourvu de la sensibilité ordinaire, possède une sensibilité qui lui est propre. Tout le monde connaît les expériences du docteur Beaumont sur l'estomac du Canadien Saint-Martin. Le docteur Beaumont introduisait dans l'estomac de Saint-Martin la boule d'un thermomètre ou un tube pour exciter la sécrétion du suc gastrique.

Cette expérience donnait souvent lieu à un état de souffrance, à une douleur intense ; d'autrefois, à des sensations plus générales (vertiges, paleurs, troubles de la vue, syncopes) sans qu'aucune impression locale vint s'y ajouter.

A l'état pathologique, on comprend que la sensibilité de l'estomac soit considérablement accrue, et cet organe, indolent dans les conditions ordinaires, peut facilement, à l'état pathologique, donner lieu à des douleurs aussi violentes que celles que l'on observe dans les autres organes de l'économie.

Dans le cancer en général, tandis que les gros troncs nerveux, protégés par un névrilème épais, peuvent résister longtemps à la marche envahissante du cancer, il n'en est pas de même des petits filets nerveux qui ne tardent pas à disparaître dès que la tumeur fait des progrès. C'est à la destruction, à la compression de ces petits filets nerveux que M. le professeur Broca attribue les douleurs lancinantes que l'on observe si souvent dans cette affection.

Brinton place le siége des douleurs gastriques

dans les nerfs du plexus de Meisner et dans ceux qui accompagnent les petites artères et les petites veines, plutôt que dans les nerfs qui se terminent dans la muqueuse même, c'est-à-dire dans l'appareil sécréteur. Cette douleur serait produite, dans la plupart des cas, par la distension exagérée des vaisseaux, d'où résulterait une irritation, une tension des nerfs qui se distribuent aux membranes de l'estomac.

On a noté une douleur atroce dans deux ou trois cas où les branches volumineuses du nerf pneumogastrique avaient été atteintes par la matière cancéreuse. D'autre part, l'absence ou le peu d'intensité de la douleur coïncident souvent avec l'induration générale de l'organe qui est devenu un tube rigide ; induration formée par la diffusion d'une matière cancéreuse rare, qui, en se déposant, n'a causé que fort peu de désordres dans les tissus de l'organe.

CHAPITRE II.

LA DOULEUR ENVISAGÉE COMME SYMPTOME.

Dans le cancer de l'estomac, la douleur, dit Brinton, se rencontre 92 fois sur 100, c'est-à-dire, à peu près 11 fois sur 12. Pour Lebert, de même, le cancer de l'estomac est une maladie généralement très-douloureuse. Sur 42 cas analysés par cet auteur, les douleurs ont été notables chez 37 malades, elles ont été faibles dans deux autres cas et nulles dans les trois derniers.

La douleur est un symptôme complexe, variable, dû à beaucoup de circonstances qui en font un signe plus ou moins en rapport avec la lésion gastrique.

Le caractère de la douleur, dans cette maladie, est d'être *lancinante*, dit Brinton.

Plusieurs auteurs français s'inscrivent en faux contre l'absolutisme de cette opinion. Ce n'est qu'exceptionnellement, dit Grisolles, qu'on observe la douleur lancinante qu'on regarde très à tort comme étant presque nécessaire dans les affections cancéreuses. « On a exagéré la valeur caractéristique des élancements dans le cancer, dit

M. Noël Guéneau de Mussy : lorsque les douleurs
se montrent sous cette forme, elles doivent être
parfois attribuées à des névralgies intercostales
concomitantes. Dans ce dernier cas, elles aug-
mentent par la pression, ce qui n'a pas toujours
lieu pour les douleurs profondes. Dans un cas où
le malade n'accusait aucune douleur spontanée,
j'ai constaté sur les côtés du rachis une sensibilité anormale au niveau de l'origine des nerfs in-
tercostaux.

Au début, la douleur, quand elle existe, peut
se manifester sous la forme de *pyrosis* pendant le
travail digestif, d'autres fois elle est *sourde* ou
rongeante; les malades se plaignent d'une sensation de *pesanteur*, d'*oppression* de *constriction* ou
de *gonflement* de l'épigastre ; de sensibilité plus
ou moins vive à la pression dans cette région.

En général, la douleur apparait de bonne heure
et prend bientôt une grande intensité ; souvent
même tous les autres symptômes disparaissent
devant elle. Elle présente des rémissions, mais
rarement des intermittences qui laissent le malade sans souffrance pendant un certain temps.
Avec le temps, cette douleur devient moins pénible
et même dans certains cas rares, elle finit par
disparaître, mais le plus souvent elle ne fait que
changer de caractère.

Lorsqu'il existe une ulcération cancéreuse de
l'estomac, la douleur, comme dans l'ulcère sim-

ple, s'exaspère par l'ingestion des aliments, elle est rapportée à un point épigastrique ou rachidien et cesse par l'expulsion du contenu de l'estomac ; au contraire, en l'absence d'ulcérations la douleur n'est pas excitée par les substances alimentaires, ou bien, si les aliments l'exaspèrent, elle ne disparaît pas à la fin de la digestion stomacale ou après le vomissement.

Lorsque la douleur de l'ulcère vient s'ajouter aux symptômes de la maladie, il en résulte une diminution dans la douleur propre au cancer, diminution qu'il faut attribuer à ce que la tension a été elle-même diminuée par l'ulcération et l'hémorrhagie qui l'accompagne toujours (Brinton). C'est encore à l'ulcération qu'il faut rapporter la sensibilité à la pression. Cependant, dans les cas où cette sensibilité est excessive, on devra songer à l'inflammation adhésive qui se voit dans le cancer comme dans l'ulcère de l'estomac. Il est rare que la sensation de pesanteur soit due à la présence d'une tumeur lourde ou volumineuse.

Les sensations de constriction, d'oppression ou de gonflement dénotent plus fréquemment le rétrécissement de l'estomac qui résulte du dépôt de matière cancéreuse dans l'organe.

Quand ces phénomènes sont très-accusés, ils sont, en général liés à un degré très-prononcé de sténose siégeant au voisinage du pylore et entraînant le plus souvent une dilatation de la cavité de l'estomac.

La douleur occupe le plus souvent l'épigastre et peut s'irradier indifféremment vers l'hypochondre droit, le sternum, l'ombilic, l'épaule droite et la région dorsale. Au début, au moins, la région à laquelle les malades rapportent la douleur, n'indique nullement le siége de la lésion ; mais, à une période plus avancée, la douleur ressentie dans une région, peut le plus souvent être rapportée, à la partie de l'estomac avec laquelle elle se trouve en connexion par des anastomes nerveuses, et cela, avec une exactitude suffisante, pour qu'il soit nécessaire de noter dans les observations, le siége de ce symptôme. Le cancer de la petite courbure est souvent indiqué par l'existence d'une douleur très-intense dans la région interscapulaire, le cancer du pylore par des irradiations dans l'hypocondre droit : le cancer du grand cul-de-sac par des irradiations dans l'hypochondre gauche ; les altérations de la face postérieure de l'estomac se manifestent souvent par une douleur dont le siége varie entre la région dorsale moyenne et la partie inférieure ne la région lombaire.

Cependant il est certain que dans un grand nombre de cas, on ne peut désigner exactement le point auquel cette douleur se rapporte ; cette sensation est généralement assez confuse. Peut-être ; dit Brinton, les seuls cas où l'estomac apprécie avec quelque netteté les sensations, sont-ils, comme on pouvait le prévoir ceux où la distension de l'organe distribue le *stimulus* morbide dans la totalité de sa surface. Ainsi, quand le cours des matières alimentaires est arrêté par une lésion du cardia ou du pylore ou par une constriction anormale en quelque autre point de l'organe, le malade sent parfaitement où existe l'obstacle.

L'incertitude et le peu de netteté de la sensation s'expliquent parfaitement par la disposition des nerfs de l'estomac qui ne relient cet organe avec les centres nerveux, que d'une façon très-indirecte par des branches collatérales ou même par l'intermédiaire de centres presque indépendants, comme les ganglions semi-lunaires et le *plexus* solaire. Assurément, par ces voies indirectes, l'irritation sera moins sûrement et moins fidèlement transmise, que si l'estomac était relié directement au cerveau par un nerf particulier.

La douleur, dans les états morbides, est encore obscurcie par ce fait que l'estomac est en rapport avec un grand nombre d'organes sur lesquels ils se meut constamment. Quand le malade rapporte la douleur au creux épigastrique, c'est en général tout ce qu'il peut faire; il est rare qu'il puisse indiquer exactement la profondeur à laquelle se rapporte la sensation qu'il éprouve.

Voici quelques observations qui sont des exemdes des diverses formes de la douleur dont nous avons parlé.

OBSERVATION I.

(Personnelle).

Le nommé A... (Édouard), âgé de 40 ans, est entré le 20 mai 1878 à l'hôpital de la Pitié, salle Saint-Charles, n° 40, service de M. le professeur Lasègue.

Le père du malade est mort à 60 ans d'une maladie du cœur. La mère est morte à 57 ans d'un accident. Il a eu deux frères dont l'un est mort d'épuisement, dit-il, mais sans présenter de phénomène de tuberculose, l'autre se porte très-bien. Une sœur jouit également d'une très-bonne santé.

Le malade lui-même a toujours eu une constitution assez faible, cependant il n'a pas eu de maladie avant celle qui l'amène à l'hôpital. Il y a un an, il a commencé à ressentir de légères douleurs dans l'estomac et une douleur plus vive dans le côté gauche. Ces douleurs se montraient après le repas, environ deux ou trois fois par semaine. Le matin il avait des pituites. Bientôt ces douleurs sont devenues plus fréquentes et plus fortes, il a eu quelques vomissements après ses repas : dans ces cas, dit-il. son estomac est très-pesant, il lui semble qu'on lui tord l'intestin, il étouffe. Ces douleurs sont surtout vives depuis trois mois. Le mal s'aggravait sans cesse, néanmoins il a continué à travailler pendant cinq semaines. Mais il y a deux mois, le matin vers huit heures, il a été pris d'un étourdissement. Il est tombé à la renverse et il a perdu connaissance pendant dix minutes. En revenant à lui, il a rendu quatre ou cinq gorgées de sang noir. Il a cependant repris son travail, mais depuis ce moment, à ces pituites et à ces malaises après les repas, viennent s'ajouter les vomissements alimentaires et la sensation d'une barre à la région épigastrique.

Le malade ressent un vif dégoût pour la nourriture et il fait un choix dans ses aliments. Les vomissements deviennent de plus en plus fréquents, le malade a peu maigri, dit-il, mais il a beaucoup perdu ses forces. Il a été obligé de cesser son travail et de venir demander son admission à l'hôpital.

État actuel. — Le malade est très-cachectique, son teint est jaune-paille. A la palpation du creux épigastrique, on sent une sorte de plaque dure assez mal limitée. Cet homme se décide difficilement à prendre des aliments.

25 mai. — Le malade a vomi pendant toute la nuit et dans la matinée, par séries successives de deux ou trois gorgées, environ une demi-cuvette de matière brune, noirâtre, couleur chocolat, dont l'odeur est fétide. Quand il vomit le vin qu'il vient de prendre, il lui semble rendre du vinaigre. Dès qu'il a des aliments dans l'estomac, il éprouve de nouveau sa douleur du côté gauche. Il est soumis au régime lacté.

29 *mai*. — L'état du malade change peu, les vomissements continuent, il a rendu cette nuit, près de deux litres et demi de matières ressemblant à du marc de café. La région épigastrique est devenue beaucoup plus douloureuse que lors de l'entrée de cet homme à l'hôpital. Il prétend que pendant la nuit dernière, il ne pouvait supporter même le frottement de sa chemise.

Phénomène assez bizarre, il se plaint de sueurs localisées dans la région épigastrique.

6 *juin*. — Pendant tous les jours qui viennent de s'écouler, le malade a vomi ; il y a, en outre, du mélœna. Depuis hier, les matières qu'il rend par l'anus sont d'un vert pâle et entourées de filament glaireux. Il accuse des douleurs dans la colonne vertébrale. Ce sont comme des coups qu'il recevrait dans le dos ; il a des sueurs nocturnes de temps à autre.

12 *juin*. — Sous l'influence du traitement lacté, l'état général du malade est devenu meilleur; les vomissements ont cessé, ou du moins le malade rend seulement de temps à autre de petites gorgées de lait.

18 *juin.* — Il quitte l'hôpital, espérant se faire placer à Bicêtre.

Cette observation peut être donnée comme un exemple du type classique du carcinome de l'estomac. On y trouve les quatre symptômes principaux : la douleur, la tumeur, les vomissements noirs accompagnés de selles également noires, et la cachexie. Au point de vue qui nous occupe, les douleurs dans ce cas siégeaient au creux épigastrique et s'irradiaient du côté gauche et vers la colonne vertébrale. Nous avons vu que c'était là le cas le plus commun.

L'absence d'autopsie et la difficulté de circonscrire nettement la tumeur chez ce malade ne nous ont pas permis de voir quelle pouvait être la relation entre le siége des douleurs et la localisation du cancer de l'estomac.

Ce malade a présenté des sueurs nocturnes, en rapport sans doute avec la cachexie à laquelle il était arrivé. De plus, il a présenté des sueurs localisées dans la région épigastrique ; peut-être est-il permis de voir dans ce phénomène un effet de l'altération du grand sympathique abdominal ; on sait, en effet, depuis les recherches de Kochel d'Heindenhain et de M. le professeur Vulpian (Communication de la Société de biologie. Séance du 29 janvier 1875), que les filets du grand sympathique président à la sécrétion de la sueur de

même que la corde du tympan préside à la sécrétion de la salive sous-maxillaire, et que l'excita-
tion de ces différents filets nerveux par l'électricité
ou par une irritation de voisinage entraîne une
augmentation dans la quantité du liquide sécrété.

OBSERVATION II.

(Personnelle).

Le nommé K... Jean âgé de 55 ans, employé
dans une fabrique de droguerie, où il pulvérise des
couleurs et des médicaments est entré le 24 août
1874 à l'hôpital Saint-Antoine, salle Saint-Lazare,
lit n° 20. Service de M. Dumontpallier.

On ne trouve aucun antécédent morbide appré-
ciable, ni chez le malade lui-même, ni chez ses as-
cendants. Depuis vingt ans il travaille à pulvériser
des matières pour la pharmacie pour la teinture
et il respire beaucoup de poussières de toutes
sortes, mais sans que sa santé en ait jamais paru
altérée.

Il a vomi pour la première fois, il y a 4 ou 5 mois,
cependant depuis 4 ou 5 ans déjà il avait souvent
le matin, la bouche pleine d'eaux amères ; mais il
est buveur ; et il boit de l'eau-de-vie chaque matin
en se levant, depuis un an. Auparavant il buvait
du vin blanc.

Depuis quatre mois il a beaucoup maigri. Il ressent des douleurs au creux épigastrique, douleurs exagérées par la pression ; il ne se plaint de douleurs en aucun autre point. Il est très-pâle, sans avoir jamais eu aucune hémorrhagie. Il a de la diarrhée depuis quelques jours seulement. L'appétit est bon, les digestions sont faciles ; actuellement le malade n'a jamais ni nausées ni vomissements. Il a quelquefois les jambes enflées mais cela est toujours très-passager et cesse rapidement par le repos ; le cœur et le poumon n'offrent rien de particulier. Traitement. Une portion, vin de Bordeaux et vin ordinaire ; sirop de citrate de fer ammoniacal 40 grammes.

8 *septembre.* — Il ne s'est pas produit de changements sensibles, le malade supporte toujours bien son fer, mais il se plaint d'avoir toujours soif.

17 *septembre.* — Le malade a de la diarrhée depuis 15 jours, elle cesse le jour même, sous l'influence de la potion suivante :

Sous-mitrate de bismuth...............	2 gr.
Craie lavée........................	2 gr.
Laudanum de Sydenham............	6 gouttes
Sirop simple.....................	15 gr.
Eau............................	60 gr.

21 *septembre.* — On a cessé la potion hier et la diarrhée a recommencé aussitôt. On reprend la potion.

2 *octobre*. — Le malade se plaint de ne pouvoir digérer la plus petite quantité d'aliments; ceux-ci lui restent dans l'estomac, mais il ne vomit jamais.

A la palpation, on sent très-nettement ce matin au creux épigastrique à deux travers de doigts au-dessous de l'appendice xyphoïde. une dureté cartilagineuse, mais cette palpation ne détermine aucune douleur. Cet homme ne souffre nullement quand il est dans son lit, sauf cependant un peu quand on presse sur la tumeur. Mais dès qu'il descend de son lit, il éprouve des tiraillements dans l'estomac et il menace de tomber.

7 *octobre*. — On sent moins que l'autre jour la tumeur de l'estomac. Cependant quand il fait des mouvements d'inspiration, l'estomac étant abaissé par le diaphragme, on la sent encore assez nettement sous le doigt.

Traitement. — Emplâtres formés en parties égales d'extrait de belladone et d'extrait de ciguë.

14 *octobre*. — Depuis hier, il s'est fait une *phlegmasia alba dolens* dans le membre inférieur droit, on sent très-bien la saphène interne oblitérée jusqu'au point où elle vient se jeter dans la veine crurale ; celle-ci est également sentie jusqu'à l'arcade de Falloppe. Il y a un peu d'œdème de la main droite.

Les douleurs de l'estomac sont devenues beaucoup plus considérables, elles sont presque continuelles, le malade a beaucoup de peine à avaler. Il a eu la nuit dernière deux vomissements alimentaires.

29 octobre. — La diarrhée est considérable et continuelle. La circulation tend un peu à se rétablir dans le membre œdématié, le malade tousse de temps à autre.

31 octobre. — Cet homme a succombé d'une manière très-paisible ce matin à 6 heures.

Autopsie. — Faite le 1er novembre 28 heures après la mort.

On trouve dans la plèvre gauche un liquide citrin assez abondant ayant refoulé un peu le cœur à droite, il existe de nombreuses adhérences pleurales au sommet du poumon gauche et quelques autres moins abondantes à la partie inférieure de la face externe du poumon droit.

Estomac. — Des noyaux cancéreux durs, volumineux, et assez nombreux existent uniquement au niveau du pylore et un peu en deçà. On n'observe aucune ulcération de la muqueuse de l'estomac ni au niveau de ces noyaux, ni dans les autres points; la plupart sont très-nets à la coupe; quelques-uns seulement sont un peu ramollis à leur centre. Ces indurations disposées circulairement sur le portour du pylore laissaient au milieu d'elles, un orifice assez petit. L'estomac était d'un très-petit volume.

On trouve des noyaux cancéreux de même forme, mais plus petits dans la partie du duodénum qui avoisine immédiatement le pylore.

Il n'y a rien de particulier dans le reste du tube digestif.

Foie. — On trouve un noyau cancéreux gros comme une petite noix sur le bord antérieur du lobe gauche du foie.

Reins. — Les reins sont très petits, le droit est très pâle : on distingue à peine la substance corticale de la substance médullaire. On n'observe pas les réactions de la dégénérescence amyloïde. Après 24 heures de macération dans l'eau pure les deux substances deviennent plus marquées. Le rein gauche est plus injecté que le droit, cependant les pyramides de Malpighi se dessinent moins nettement que dans les reins normaux.

Rate. — Rien de particulier.

Poumons. — Les poumons présentent une couleur noire très foncée et tachent les mains comme du charbon. On y trouve des molécules de charbon assez volumineuses et par places, même des amas du volume d'une noisette ou d'une petite noix. On ne trouve pas de noyaux cancéreux dans ces organes, mais il existe surtout à la base du poumon droit, des points de pneumonie hypostatique qui même en certains endroits a passé à l'état d'hépatisation grise.

Les ganglions bronchiques noirs et volumineux, ont subi la dégénérescence cancéreuse. On trouve également des ganglions mésentériques dégénérés au niveau du duodénum.

A la section de la peau du membre inférieur droit, surtout près de son extrémité, on fait sortir une grande quantité de sérosité. La saphène interne dans sa partie crurale est remplie d'un caillot qui a subi un commencement d'induration fibreuse. Le caillot se propage dans la veine crurale et dans la veine iliaque externe et dans l'iliaque primitive jusqu'au niveau du point où cette dernière s'abouche dans la veine-cave inférieure. On observe en cet endroit une *tête de serpent* très bien caractérisée. De ce point le caillot redescend à une certaine distance dans la veine hypogastrique.

OBSERVATION III.

(Personnelle).

La nommée R... Alphonsine âgée de 45 ans, exerçant la profession de repasseuse, est entrée à l'hopital de la pitié, salle St. Paul, lit n° 39, le 3 juin 1878, dans le service de M. le professeur Lasègue.

A partir de l'âge de 30 ans, la santé de cette

femme est devenue moins bonne, plusieurs fois depuis cette époque elle a été malade, mais pas assez pourtant pour se décider à entrer à l'hopital; elle raconte qu'elle avait alors, avec quelques vomissements, un peu d'ictère et un peu de fièvre. Outre cela, elle s'enrhumait facilement.

Elle fait remonter à trois années la maladie pour laquelle elle entre à l'hopital; elle se plaint de vomissements alimentaires qui depuis cette époque surviennent après ses repas au bout de quatre à cinq heures. Depuis le début de la maladie, ces vomissements se sont montrés par périodes, qui duraient plusieurs semaines, pendant lesquelles la malade rejetait tout ce qu'elle prenait sans distinction, (les aliments solides comme les liquides, la viande aussi bien que les légumes). Ces périodes étaient séparées par des intervalles de trois à quatre mois. Depuis longtemps la malade a perdu l'appétit et éprouve une répugnance marquée pour la viande. Elle a parfois remarqué dans ses vomissements une matière noirâtre comparable à du marc de café ou bien à de la suie; parfois aussi elle a rendu du sang rouge mêlé aux aliments qu'elle rejetait et cela en quantité assez notable (deux ou trois verres environ chaque fois). C'est surtout au début de sa maladie qu'elle a rendu du sang rouge, cependant il y a, environ un mois, elle a rejeté de nouveau, à peu près la valeur d'un verre de sang pur et rouge.

Elle ressent une douleur à l'épigastre et précise assez exactement le point où elle siége. C'est à quatre travers de doigts environ, au-dessous de l'appendice xyphoïde, et un peu à gauche de la ligne médiane que cette douleur a son maximum d'intensité. Au reste elle est bien circonscrite et n'occupe pas un espace plus large que la paume de la main. Elle est sourde, continue et profonde ; il arrive parfois cependant que la malade éprouve des élancements ou bien que la douleur devient plus vive pendant quelques jours puis reprend son caractère habituel. Elle augmente par la constriction des vêtements, par des mouvements brusques et aussi par l'ingestion des aliments. En outre, elle s'accompagne d'un retentissement dans le dos au niveau de la deuxième lombaire. La pression au-dessous de l'appendice xyphoïde la réveille aussitôt :

A ce niveau et à l'aide d'une palpation même superficielle, on reconnaît immédiatement la présence d'une tumeur plate, dure, profonde, manifestement située au-dessous de la paroi abdominale et qui paraît s'être développée sur la grande courbure de l'estomac et du côté du grand cul-de-sac. Par une palpation plus attentive, on la limite aisément et on reconnaît qu'elle offre une surface égale à celle de la paume de la main et correspondant assez exactement au siége de la douleur.

Au moment où la malade entre à l'hôpital, son état général est mauvais. Depuis longtemps elle a perdu l'appétit ; elle vomit tout ce qu'elle prend; elle est un peu constipée et les selles sont noires. L'amaigrissement est survenu depuis six mois environ, mais il est devenu, en ce court espace de temps, considérable ; le sommeil est troublé par des cauchemars insupportables. Le cœur ne présente rien de particulier, cependant le pouls est très-faible. Quant aux poumons, dans les fosses sus et sous épineuses gauche, on constate que l'expiration est prolongée et on entend des râles sous-crépitants, le reste du poumon gauche et le poumon droit respirent bien.

6 *juin*. — La malade a eu hier soir une hémorrhagie intestinale abondante avec mélœna. Elle est extrêmement faible et répond à peine aux questions qui lui sont adressées; son aspect est aujourd'hui profondément cachectique et il est à noter que jusqu'ici l'aspect extérieur était loin de révéler la gravité de son mal. Elle vomit continuellement. L'œdème commence à se montrer aux deux membres inférieurs.

9 *juin*. — La malade est à l'agonie, le pouls est imperceptible. Elle ne répond plus et n'a rien pu garder dans son estomac depuis trois jours. L'œdème augmente.

10 *juin*. — Mort.

L'autopsie n'a pu être faite, les parents ayant immédiatement réclamé le corps.

OBSERVATION IV.

(Personnelle).

Le nommé P... Jean, âgé de 42 ans, journalier, est entré le 16 novembre 1874 à l'hôpital Saint-Antoine, salle Saint-Lazare, n° 20, service de M. le docteur Dumontpallier. Ce malade n'a jamais fait de maladie pendant sa jeunesse. En 1864, étant alors brigadier d'artillerie, il a eu une laryngite pour laquelle il a été réformé en 1868. A cette époque il a eu pendant 4 ou 5 jours des malaises suivis de vomissements liquides. Il ne rendait pas ses aliments solides. En décembre 1870, la même chose s'est reproduite ; le malade a pris des perles d'éther qui, dit-il, lui ont fait beaucoup de bien ; les vomissements et les malaises ont disparu en 5 ou 6 jours. Enfin ces malaises et ces vomissements se sont reproduits au mois de juillet de cette année. Les vomissements, cette fois, étaient annoncés par des eaux tièdes qui venaient à la bouche quelques secondes auparavant. Du mois de juillet au mois de septembre, ces vomissements sont revenus périodiquement tous les 4 jours. A cette époque il est venu à la consultation à Saint-Antoine et on lui a donné, dit-il, une pommade au laudanum qui, mise sur l'épigastre, l'a beaucoup soulagé.

Le 3 octobre à 5 heures du soir, il a vomi pour la première fois, du sang en grande quantité. D'après lui, il y aurait eu 4 ou 5 litres de sang noir en caillots (?) à 8 heures le même fait se reproduit et depuis, ces vomissements sont revenus tous les 3 ou 4 jours, puis tous les 2 jours et enfin journellement.

C'est depuis le 8 novembre seulement qu'il souffre réellement de l'estomac. Il ressent comme une brûlure qui d'abord était continuelle, mais qui maintenant ne se révèle que lorsque le malade fait des efforts pour aller à la garde-robe par exemple, c'est-à-dire, tous les 2 ou 3 jours seulement. Le jour même, le malade a des vomissements caractéristiques ressemblant à de la suie, puis le surlendemain il a des vomissements imitant très bien le chocolat à l'eau. On ne trouve cependant rien à la palpation de la région épigastrique, si ce n'est un peu de douleur au niveau de l'appendice xiphoïde.

31 *décembre.* — Actuellement lorsque le malade vomit, il ressent de la douleur dans tout le côté gauche et dans toute la colonne vertébrale. A la pression il existe une douleur au côté gauche mais rien sur la colonne. La palpation de la région épigastrique ne dénote pas encore de changement de consistance. On croit qu'il existe une

lésion cancéreuse, sur la grande courbure très près du cardia; cette localisation s'accorde d'ailleurs parfaitement avec ce fait que les irradiations douloureuses avaient lieu du côté gauche, cette irradiation se faisant sans doute par l'intermédiaire du plexus splénique dont un certain nombre de filets accompagnant les vaisseaux courts viennent se rendre au grand cul-de-sac de l'estomac.

Quittant le service le 28 décembre, nous n'avons pu suivre plus longtemps ce malade, mais nous avons appris par un de nos amis, que l'autopsie faite au [mois de mars avait confirmé le diagnostic et révélé la présence de la tumeur dans le point que nous avons indiqué.

OBSERVATION V.

(Résumé, thèse Chesnel, page 86.)

Un homme de 55 ans, entré le 10 juin 1874 à l'hôpital Necker, service de M. Laboulbène, est malade depuis le mois de février 1871. Il a eu à cette époque des douleurs dans les genoux. Le 22 janvier 1873, il est pris de douleurs très-vives au niveau des dernières vertèbres lombaires avec irradiation en ceinture et vers les fesses. Il ne peut se lever pendant plus de deux mois et pendant ce temps, il urine plusieurs fois du sang. Sa santé s'améliore et il sort de l'hôpital, mais vers le 10 juin il est repris de douleurs semblables et rentre dans le service. Le 29 juin le malade se plaint de crampes à la région épigastrique durant depuis deux jours. Le 15 août il se plaint, d'avoir des douleurs la nuit surtout et depuis quelque temps. Ces douleurs l'étreignent, partent des reins et remontent au thorax, déterminent une vive constriction à la base de la poitrine puis remontent jusqu'aux épaules. Ces douleurs lui coupent la respiration, surviennent brusquement et s'en vont de même.

4 septembre. — Le malade souffre toujours beaucoup dans les reins, surtout la nuit et les douleurs sont instantanées, très-vives, changent de forme. Elles existent tantôt en avant, remontent sur les côtés du tronc en suivant la ligne mamelonnaire tantôt en arrière ; enfin elles siégent souvent aussi au creux épigastrique sous forme de crampes très-pénibles. Les jambes sont le siége de fourmillements, parfois de crampes. Tous ces phénomènes sont passagers, reviennent à tous moments du jour et de la nuit. On applique sur la région lombaire 6 pointes de feu qui n'amènent aucune amélioration. Depuis cette époque les douleurs de l'estomac devinrent de plus en plus violentes ; lorsque le malade avait mangé, surtout quand c'était du pain, les douleurs devenaient très-intenses pendant quelque temps. Cet homme se cachectise de plus en plus et meurt le 18 septembre.

A l'autopsie on ne trouve rien du côté des reins que l'on avait crus cancéreux, mais dans l'estomac on trouve une tumeur encéphaloïde, occupant la petite courbure, distante du pylore d'environ 3 centimètres et large d'environ 5 à 6 centimètres. Elle est ulcérée, les tuniques muqueuse et musculeuse sont épaissies. On trouve des ganglions engorgés le long de la petite courbure.

CHAPITRE III.

INFLUENCE DU SIÈGE ET DE LA FORME DU CANCER.

Le cancer de l'estomac se présente sous la forme de *carcinôme* ou sous celle d'*épithélioma* ; dans ce dernier cas, on a toujours affaire à un épithélioma cylindrique comme dans l'intestin.

Le carcinôme se présente, en général, sous l'une ou l'autre de ces trois formes : *squirrhe* ou *carcinôme fibroïde*, *carcinôme encéphaloïde* ou *médullaire*, *carcinôme colloïde* ou *aréolaire*. Il est surtout latent quand il est secondaire, soit que les symptômes produits par l'altération d'autres organes détournent en partie, l'attention des phénomènes qui se passent du côté de l'estomac, soit que les malades, déjà épuisés par les souffrances et la cachexie, ressentent moins les symptômes douloureux. En dehors de ces faits, d'après M. le professeur Jaccoud, la douleur manquerait fort rarement.

D'après Waldeyer, Fenger (de Copenhague), bon nombre d'auteurs anglais, Hughes Bennett, Handfield Jones, Wilson Fox et en France Ranvier et Laboulbène, la plupart des cancers de l'estomac débuteraient par la muqueuse et spécialement par les glandes. Ainsi, un très-grand nombre des tumeurs que l'on a prises jusqu'ici pour de l'encéphaloïde, seraient de l'épithéliôme tubulé ayant pris naissance dans les culs-de-sac glandulaires.

Cela s'accorde, du reste, avec les faits que nous avons réunis dans cette thèse. Il résulte de ces observations que l'encéphaloïde est beaucoup plus douloureux que le squirrhe on comprend en effet que ce dernier, laissant la muqueuse intacte, ne se manifeste souvent par aucun symptôme douloureux.

La plupart des cas de cancer absolument latent de l'estomac, ne se montrant qu'à l'autopsie, appartiennent au cancer infiltré de la paroi, sans altération du cardia ni du pylore. Les lésions des deux orifices donnent plus souvent lieu à des douleurs fixes que celles du corps de l'estomac.

Au voisinage du néoplasme, la muqueuse est, en général, ramollie, hypérémiée et devient le siège d'un catarrhe. Il existe sur le pourtour une lymphangite qui peut devenir cancéreuse et s'irradier dans toutes les directions sous forme de cordons durs noueux et anastomosés. Pour que le cancer soit latent, il faut donc, en outre des conditions que nous avons envisagées tout-à-l'heure, que la muqueuse reste saine dans la partie non envahie par le néoplasme et nous trouvons là l'explication de ces faits, d'ailleurs en bien petit nombre, dans lesquels le pylore n'étant pas envahi, il existait cependant une douleur assez vive.

Maladie de la vieillesse et de l'âge mûr, le carcinôme gastrique a son maximum de fréquence de 45 à 60 ans. De 30 à 40, il serait exceptionnel, d'après les auteurs classiques (Jaccoud, Hardy et Béhier, Grisolle). Il nous a toujours semblé que cette sorte de limite d'âge, attribuée au cancer de l'estomac, était un peu étroite ; par hasard, peut-être, nous avons souvent vu des cancers de différents organes se montrer à un âge moins avancé ; cela résulte d'ailleurs des observations que nous donnons dans cette thèse. Il n'en est pas moins vrai, d'après l'opinion générale, que la plus grande partie des cancers de l'estomac se trouve dans les limites indiquées ci-dessus, c'est-à-dire que le cancer se montre de préférence de 45 à 60 ans. C'est donc là un moyen de diagnostic.

D'après Lebert, la maladie est plus commune dans les hautes classes de la société que dans les classes pauvres, et d'après M. Bamberger, les gros mangeurs de constitution obèse y sont particulièrement exposés. Le cancer en effet, est, en général, une maladie des gens de bonne constitution, et nous souscrivons assez volontiers aux conclusions de M. Namin, d'après laquelle les néoplasmes, en général, et en particulier le cancer, sont sous la dépendance de la diathèse arthritique. Nous croyons donc pouvoir tirer de cette remarque un élément important de diagnostic. Il en est de même au sujet de l'hérédité.

D'après Brinton, le sexe du malade a peu d'importance au point de vue de la fréquence de la douleur et de son intensité; d'autres auteurs, au contraire, admettent volontiers que chez la femme les douleurs sont plus vives. Cette opinion s'accorde du moins avec ce que l'on sait du tempérament nerveux de la femme et de la facilité avec laquelle elle exagère ses moindres sensations.

Quant à l'influence de l'âge, la douleur paraît beaucoup plus intense chez les jeunes sujets; cela tiendrait peut-être, d'après Brinton, à ce qu'ils sont plus exposés au cancer encéphaloïde, dont la marche est rapide et qui entraîne des désordres locaux considérables; mais, d'un autre côté, on peut voir des masses fongueuses énormes ne produire que des douleurs à peine appréciables. Andral (Clinique, tome II, page 110) cite le fait d'un jeune homme de 22 ans chez lequel un cancer de l'estomac détermina des douleurs atroces; d'après lui, le système nerveux, plus développé à cet âge, serait plus vivement affecté et réagirait plus énergiquement.

Nous résumons ci-après quelques observations dans lesquelles se manifeste très-nettement cette influence du siége sur la production des douleurs.

OBSERVATION VI.

(Communiquée par M. Stackler interne des hôpitaux.)

Le nommé G... Nicolas, âgé de 56 ans, bonne-
tier, est entré le 1er juin 1878, salle Saint-Lazare,
n° 18, à l'hôpital Saint-Antoine, service de M. le
docteur Dujardin-Beaumetz.

Ce malade était déjà entré le 15 mai de la même
année dans le service de M. Brouardel ; il se plaignait à cette époque de vomissements couleur
chocolat et de vomissements alimentaires ; on ne
lui a pas trouvé de tumeurs, mais il ressentait
des douleurs au creux de l'estomac et au
même niveau en arrière, dans la région rachidienne ; ces douleurs étaient augmentées par
la pression. Il souffrait surtout de l'estomac
une ou deux heures après le repas, et cela depuis
un an environ ; il était facilement essoufflé, mal
en train et il avait peine à se livrer à ses occupa-
tions. Deux jours avant son entrée dans le service de M. Brouardel, il a vomi une pleine cuvette
de sang ; ce serait là pour lui le début de son mal ;
c'est depuis cette époque qu'il a commencé à avoir
fréquemment des vomissements alimentaires et
des vomissements sanguins.

Il quitte le service le 25 mai et rentre le 1er juin
à l'hôpital St-Antoine dans le service de M. Du-

jardin-Beaumetz. Dans ce cours intervalle, les jambes ont enflé, surtout la droite.

Le facies est pâle et amaigri, les forces ont diminué, le sommeil est difficile. On ne trouve de douleurs nulle part, mais le malade a des vomissements rouges et des vomissements alimentaires. Les poumons et le cœur ne présentent rien d'anormal ; le diagnostic de cancer de l'estomac ne fait pas de doutes.

Au mois d'août la tumeur apparaît au creux épigastrique, un peu à gauche.

Jusqu'à la fin du mois de septembre les douleurs étaient modérées et certains jours même, le malade prenait. du bouillon (et de la viande rarement) sans trop en souffrir.

30 *septembre*. — La maladie a fait quelques progrès, les douleurs sont excessives, calmées seulement par une injection répétée trois fois par jour, de vingt gouttes d'une solution de chlorhydrate de morphine au cinquantième. Le malade est à la diète lactée. Comme boisson, il prend dans la bouche de petits morceaux de glace. Il a eu depuis son entrée trois vomissements sanguins dont un a rempli une cuvette.

On sent nettement aujourd'hui une tumeur volumineuse. dure, douloureuse à la pression. Cette tumeur commence à environ deux centimètres en dedans du rebord des fausses côtes gauches et de là, se propage vers l'ombilic jusqu'à un centimètre et demi de ce point. En largeur elle s'étend depuis une ligne rejoignant le rebord des fausses côtes gauches à leur partie interne, jusqu'à l'ombilic et s'arrête à trois centimètres à gauche de cette ligne. Cette tumeur dure est surtout douloureuse vers sa partie inférieure. On ne sent du côté du foie, ni tumeur, ni bosselure, ni développement anormal ; on ne trouve pas de dilatation apparente de l'estomac. Peut-être sous l'influence de la glace, le malade n'a pas vomi depuis plusieurs jours.

14 novembre. — Le même état persiste, la main et le bras droit sont devenus enflés, tandis que l'œdème du membre inférieur diminuait. Il y a des alternatives de constipation et de diarrhée. Le malade prend encore du bouillon et des potages, mais il ne peut supporter le lait ; il prend du vin de quinquina et on continue trois fois par jour l'injection de morphine.

De 5 à 10 minutes après cette injection, la douleur est considérablement calmée. Le malade manifeste son bien-être de toutes les manières et remercie chaudemeut celui qui a fait la piqûre ; il déclare qu'immédiatement, il sent une douce chaleur qui le pénètre et il se sent revivre.

Il dort environ sept ou huit heures par jour, il prend du lait, du bouillon et quelquefois un peu de viande, mais très-difficilement.

Le 20 novembre, il a deux vomissements très abondants de sang presque pur, les jours suivants, il a chaque jour un ou deux vomissements couleur chocolat ; son état général empire, la cachexie est très-prononcée, le malade mange à peine.

5 *octobre.* — Le malade depuis deux jours, refuse absolument de prendre toute nourriture, non parce que cela le fait souffrir ou vomir mais par dégoût et faiblesse excessive. Depuis trois semaines, on lui injecte, journellement cinq centigrames de chlorhydrate de morphine. Il meurt dans la journée.

Autopsie.—Elle est faite le 7 octobre. La tumeur occupe toute la petite courbure, empiétant de 4 cent. environ sur la paroi antérieure et de 6 à 8 centimètres sur la paroi postérieure. Elle a environ 11 centimètres de long sur 5 à 6 d'épaisseur vers son centre. Elle est ulcérée à des profondeurs variables, mais par place seulement. Le pylore est libre, le duodénum sain ; le cardia est également libre. La tumeur paraît être un épithélioma.

Ainsi la tumeur s'étend de l'un à l'autre orifice, mais sans les entourer, elle ne fait que diminuer un peu leur calibre, mais sans l'obturer complétement. L'estomac est dilaté, la grande courbure mesure 30 centimètres. Le cardia est caché par la tumeur, il est repoussé un peu en dehors ; le grand cul-de-sac est très-développé. C'est en le contournant que les aliments allaient de l'un à l'autre orifice, et, comme pour indiquer la marche qu'ils ont suivie, des traînées rougeâtres assez

épaisses, se montrent du cardia au pylore en suivant la grande courbure de l'estomac.

On trouve quelques bourgeons cancéreux jus-
que sur la face externe de l'organe, d'autres, sur
l'épiploon qui est épais et adhérent à l'intestin.
Les ganglions mésentériques ont également subi
la dégénérescence cancéreuse, les uns sont durs,
les autres ramollis. On ne trouve rien d'anormal,
ni dans l'intestin, ni dans le foie, ni dans les
reins, ni dans les poumons, ni dans le cerveau.

Dans ce cas encore, les symptômes ont été
classiques, mais nous avons dit que la douleur
existait presque uniquement dans les cas où la
tumeur envahissait le cardia ou le pylore. Or,
dans cette observation elle occupait surtout la
petite courbure jusqu'au voisinage du pylore,
qui même était légèrement rétréci. Nous avons
vu en outre que les trainées rougeâtres avec
épaississement de la muqueuse s'étendaient de
l'un à l'autre orifice. Si d'autre part on se rappelle
avec quelle facilité l'épithélioma s'infiltre dans
les tissus voisins saus entraîner toujours des
signes apparents à l'extérieur à l'œil nu, on verra
toujours que ce cas est conforme à l'opinion de
ceux qui pensent qu'une altération pylorique est
nécessaire pour que la douleur puisse se manifester. D'autre part, chez ce malade, on n'a pu noter
que la douleur épigastrique et la douleur rachi-

dienne au même niveau. Cette absence d'irradiation dans les plexus voisins tient sans doute à l'in-
tégrité relative des deux tubérosités de l'estomac.

OBSERVATION VII.

(Résumé, thèse Chesnel, page 31.)

Le 18 février 1873 entrait à l'hôpital Necker,
service de M. Laboulbène, un malade jouissant
d'une bonne santé habituelle mais sujet à de fréquentes attaques de rhumatisme aigu polyarticu-
laire. Le 28 février, on constate un œdème considérable des jambes sans que rien du côté du
cœur, ni dans les urines, vienne l'expliquer; le
6 mars dans l'après-midi, deux heures environ
après son repas, le malade est pris brusquement
de douleurs très-vives dans l'hypocondre et le
flanc droit ainsi que dans l'épaule du même côté.
Cette douleur lancinante très-pénible persiste
deux heures environ puis disparaît complétement.
L'anasarge se généralise peu à peu, l'état cachectique se prononce et c'est le 6 mai seulement,
veille de la mort, que le malade se plaint de vives
douleurs dans le creux épigastrique et dans les
parties œdématiées.

Pendant la vie le diagnostic était resté absolument incertain. On avait attribué le cachexie
successivement au rhumatisme et à une albinue-

rie dont les urines ne fournissaient cependant pas la preuve.

A l'autopsie, après avoir examiné la plupart des viscères on ne trouvait pas la lésion primitive lorsqu'un des assistants ouvrant par hasard l'estomac découvrit un fungus cancéreux en forme de chou-fleur gros comme un œuf de poule s'implantant sur la muqueuse par une base assez large, mais un peu plus étroite que le reste de la tumeur de façon à constituer une sorte de collet de pédicule. Cette tumeur siége à une certaine distance du pylore, mais dans le tiers pylorique de l'estomac, près de la grande courbure. Sa consistance mollasse et son aspect cérébriforme font facilement reconnaître un encéphaloïde.

Il nous semble que dans cette observation on a porté peu d'attention du côté des douleurs très-vives qui se sont manifestées dans l'hypocondre et le flanc droit et dans l'épaule du même côté. On pensait il est vrai à des coliques hépathiques le malade ayant eu six ans auparavant, à la suite d'une grande frayeur, un ictère passager. Les douleurs au creux de l'estomac ne se sont montrées que la veille de la mort et cela s'accorde parfaitement avec ce fait qu'à l'autopsie on n'a trouvé dans le pylore aucune altération. Cette observation nous porte à penser que dans certains cas très-douteux, en recherchant avec soin la douleur et ses irradiations diverses, on pourra arriver en l'absence de tout autre symptôme au diagnostic du cancer de l'estomac.

OBSERVATION VIII.

(Résumé, thèse Chesnel, page 36).

Un homme de 57 ans bien constitué et sans antécédents morbides, entre le 31 mars 1873 à l'hôpital Saint-Louis, service de M. Besnier.

En décembre 1872, il a éprouvé quelques douleurs abdominales, des coliques, de la dyspepsie ; il a à ce moment des vomissements alimentaires et bilieux. Cet état a duré plus d'un mois, puis les vomissements ont cessé, mais les douleurs de l'estomac ont persisté. Cet homme présente les signes d'une cachexie progressive. La pression abdominale est, peu douleureuse, sauf au niveau du creux épigastrique. Les jours suivants, la douleur paraît se diffuser comme s'il y avait un peu d'irritation du péritoine. Au repos le malade est tourmenté souvent par des douleurs lancinantes en manière de coliques avec gargouillements gazeux.

On ne peut admettre une néphrite, les urines ne contiennent pas d'albumine. L'ascite ne peut suffire à faire admettre une péritonite tubercu-

leuse. On porte le diagnostic de cancer de l'estomac. Le 7 avril le malade éprouve de vives douleurs lombaires, puis il meurt dans la nuit.

A l'autopsie, on trouve que toute la région
pylorique jusqu'au tiers environ de la grande
courbure est convertie en une masse solide, indu-
rée, grisâtre. Au voisinage immédiat de la région
pylorique se trouvent des ganglions dégénérés
qui se prolongent jusqu'au tube du foie.

Au microscope on constate que la tumeur
ayant pour point de départ la couche glanduleuse
de la muqueuse est un épithélioma tubulé.

OBSERVATION IX.

(Résumé, Clinique d'Andral, tome II, page 83).

Une femme de 50 ans morte à la Charité dans
le service de Lerminier mourut sans avoir jamais
eu de douleurs épigastriques.

A l'autopsie on trouve sur la face externe de
l'estomac un grand nombre de taches d'un noir
foncé circulaires ou ovulaires dont les dimensions
varient depuis celles d'un grain de millet jusqu'à
celles d'une pièce de 5 francs. C'était une méla-
nòse infiltrée.

OBSERVATION X.

(Résumé, *Société anatomique*, 1856, page 78.)

M. Guyot présente un cancer de l'estomac qui occupe toute la petite courbure et fait saillie dans l'intérieur de sa cavité. Ce malade n'avait jamais eu de douleurs dans la région épigastrique.

OBSERVATION XI.

(Résumé, Barther, *Société anatomique*, 1852, page 6).

Un homme de 40 ans entre à l'hôpital pour des symptômes dyspeptiques et des symptômes de péritonite. Il meurt, trois jours après une ponction abdominale qui avait donné 8 à 10 litres d'un liquide sanguinolent. A l'autopsie, on trouve un cancer de l'épiploon et un cancer ulcéré de la petite courbure à égale distance du pylore et du cardia.

OBSERVATION XII.

(Résumé, Blachez, *Société médicale des hôpitaux*, 10 avril 1874).

Un homme de 61 ans présentant les signes d'une bronchite avec emphysème se plaignait seulement d'anorexie, de vomissements sans avoir aucune souffrance du côté de l'estomac.

A l'autopsie on trouve un cancer ulcéré de la largeur d'un œuf de pigeon, n'intéressant ni le pylore ni le cardia.

OBSERVATION XIII.

(Résumé, *Société anatomique* 1876, M. Mossé, interne des hôpitaux).

Un homme de 56 ans ne présentant aucun trouble digestif, succombe à la Charité dans le service de M. Woillez avec des signes de cachexie. A l'autopsie on trouve un cancer de la petite courbure et de la paroi postérieure situé à une distance de 5 à 6 centimètres du pylore.

OBSERVATION XIV.

(Résumé, John Hughes Bennett. Leçons sur les principes et la pratique de la médecine, tome 1er, page 32).

Un manouvrier âgé de 50 ans entre le 24 novembre 1856 dans le service de Bennett. Depuis un an cet homme est tourmenté par du pyrosis, depuis trois mois il éprouve une vive douleur à l'épigastre et il constate lui-même dans cette région une tumeur très-sensible à la palpation. Il est très-amaigri et souffre de violentes douleurs dans

4

toutes les positions possibles. Il succombe le 5 décembre au progrès de son cancer de l'estomac.

A l'autopsie on trouve que l'orifice pylorique est comprimé par une masse exsudative de nature cancéreuse située sur la petite courbure et faisant saillie dans l'estomac. L'orifice cardiaque séparé par un bon centimètre du bord de la tumeur est parfaitement sain ainsi que le reste de l'estomac non envahi.

OBSERVATION XV.

(Résumé, du même.)

Un portier de 55 ans, d'une très-bonne santé ordinaire, entre le 15 septembre 1854 dans le même service. Il y a trois mois et demi, il commença à éprouver à l'épigastre une douleur comparable à une brûlure augmentant après les repas et s'accompagnant d'une sensation de boule remontant à la gorge: il a des vomissements couleur marc de café, maigrit et devient très-faible. Il succombe le 14 octobre.

A l'autopsie, on trouve les altérations de la péritonite, et en examinant avec attention la face antérieure de l'estomac, on y découvre deux ou trois perforations. La moitié pylorique de l'organe est transformée en une masse d'aspect colloïde, mais très-dur, de la grosseur des deux poings réunis. La muqueuse du voisinage de la région cardiaque est parfaitement saine. A l'extrémité pylorique, elle est ulcérée sur plusieurs points, principalement vers la petite courbure et près du pylore.

OBSERVATION XVI.

(Résumé, communiquée à la *Société de chirurgie* le 3 août 1852, par M. Laborie, médecin du Vésinet).

Un convalescent de rhumatisme articulaire était sur le point de quitter la ville de Vincennes quand il eut tout à coup une hématémèse et mourut. A l'autopsie, on trouva un cancer situé sur la petite courbure de l'estomac, lequel était plein de sang.

OBSERVATION XVII.

(Résumé, *Société anatomique*, tome XIII, page 66).

M. Fauvel présente plusieurs pièces appartenant au même individu : un calcul dans la vésicule biliaire, des abcès disséminés du foie, ressemblant à des abcès métastatiques et surtout une tumeur cancéreuse siégeant sur la petite courbure, ronde et pédiculée. Son sommet aplati sur une surface d'un pouce et demi environ couverte en tous sens de granulations assez saillantes rouges et non ulcérées. Cette affection n'avait donné lieu pendant la vie à aucun symptôme.

OBSERVATION XVIII.

(Résumé, Andral, *Cliniques*, tome V, page 57).

Un homme de 72 ans qui depuis quatre ans avait un dégoût complet pour les aliments, mais sans jamais vomir et sans ressentir aucune douleur, meurt par affaiblissement graduel. A l'autopsie, on trouve à deux travers de doigt du pylore, un ulcère arrondi dont les bords sont formés par la muqueuse et le fond par la tunique celluleuse considérablement épaissie, criant sous le scalpel squirrheux. En deux ou trois points du fond de l'ulcère, on voit le pancréas à nu, uni à l'estomac par des brides celluleuses. Le pylore est sain et libre.

OBSERVATION XIX.

(Résumé, *Gazette médicale de Paris*, 1838.)

Chez une femme de 40 ans, tombée en état de démence survient une maigreur extrême. Cette femme souffre de boulimie, d'une soif ardente, les digestions paraissent faciles et les selles régu-

lières. Elle meurt un soir après avoir dîné.
A l'autopsie, on trouve sur la grande courbure de
l'estomac, un trou de la grandeur d'une pièce de
un franc avec bord lisses.

OBSERVATION XX.

(Résumé, Ferréol, *Annales de Gynécologie*, Année 1874,
page 175.)

Une femme de 33 ans entre à l'hopital Saint-
Antoine le 26 décembre 1871 pour des vomissements qui duraient depuis 4 ans et se manifes-
taient surtout le matin, rarement dans la journée.
Cette femme accuse une douleur continuelle au
creux de l'estomac avec exacerbations dilacérantes
remontant un peu dans la direction de l'œsophage
et augmentant à la pression. Cette femme est en-
ceinte de 3 mois; elle accouche le 25 mars d'un
fœtus de 6 mois, puis peu après, les vomissements
n'ayant pas cessé, la malade refusant toute es-
pèce de boisson et de nourriture, la mort survient
dans un état de prostration comateuse.

A l'autopsie, l'estomac est très-profondément
altéré, toute la petite courbure du cardia au
pylore est occupée par une tumeur qui s'étend sur
les deux faces de l'organe, surtout la postérieure.
La tumeur circonscrit le pylore, mais cet orifice
plutôt dilaté que rétréci, permet facilement l'introduction de deux doigts.

CHAPITRE IV.

DIAGNOSTIC.

Nous ne croyons pouvoir mieux commencer ce chapitre qu'en citant, au sujet de la valeur séméiologique ou diagnostique de la douleur au creux épigastrique, un extrait de l'intéressante préface que M. le professeur Lasègue a jointe à la traduction française du traité de Brinton sur les maladies de l'estomac :

« Toute douleur intense de l'estomac à siège précis exclut habituellement un retentissement douloureux et réserve à elle seule la souffrance. Dans les cas où la douleur gastrique alterne avec des névralgies d'autres régions, le plus souvent elle passe inaperçue, soit parcequ'elle est légère soit aussi parceque les douleurs consécutives éveillent davantage les inquiétudes du malade ; enfin le retentissement douloureux ne porte pas indifféremment sur n'importe quelle région et chacun sait que les accidents céphalalgiques prédominent de beaucoup. L'expérience clinique nous apprend que les maladies graves de l'estomac excluent presque toujours sinon toujours, ces

douleurs sympathiques : céphalalgie, vertiges, pesanteur de tête, sensation congestive de la face,
trouble de la vue, tendance à la défaillance de
cause cérébrale. Le cancéreux, l'individu affecté
d'ulcère gastrique, même celui qui souffre d'une
maladie moins grave et correctement définie, est
exempt de ces malaises et n'éprouve que les douleurs de propagation. Constater l'existence des
foyers douloureux multiples, distants de leur
point d'origine, c'est presque éliminer les formes
à pronostic inquiétant. »

Dans les maladies de l'estomac, en général, la
gravité de la douleur est en raison non-seulement
de son intensité, mais aussi de sa fixité et de sa
concentration ; une douleur vive et continue, mais
circonscrite, offre un pronostic beaucoup moins
favorable qu'une douleur tout aussi pénible, mais
se montrant à intervalles variables et qui occupe
une surface ordinairement assez large du creux
épigastrique. Sur la ligne médiane, ou dans son
voisinage, la douleur est plus grave, parce que
évidemment, toutes choses étant égales d'ailleurs
cette localisation, correspondant au *plexus* solaire,
indique une altération plus profonde de l'inner-
vation de l'organe.

De toutes les douleurs fixes, la plus grave est la
douleur rachidienne, elle caractérise surtout l'ulcère simple ou les altérations cancéreuses. Ces
douleurs intenses ou continues, limitées au creux

épigastrique, s'accompagnent ordinairement d'une sensation pénible provoquée par la pression. Au contraire une douleur brusque, passagère, accompagnée de flatulence, se calme souvent sous l'influence d'une pression modérée. L'examen physique exact de l'estomac, au point de vue de ses dimensions et de sa situation, peut quelquefois montrer que la douleur, dont le point départ était douteux, vient bien de cet organe. Souvent la douleur à la pression a encore plus d'importance. Suivant qu'elle est aigue ou modérée, profonde ou superficielle, localisée ou diffuse, on peut affirmer, non-seulement la nature de la maladie, mais encore son siége dans l'estomac.

Brinton s'est attaché surtout à déterminer et à localiser le siége de la douleur. Les sources d'erreur dont nous avons déjà parlé, sont fort nombreuses : soit que le malade rapporte à l'estomac la souffrance d'un organe voisin, soit qu'il place en dehors de la région épigastrique un foyer douloureux qui occupe réellement l'estomac. L'expérience cependant, d'après M. le professeur Lasègue, pourrait apprendre à différencier ces variétés de douleurs les unes des autres. « Je suis, pour ma part, dit cet excellent maître, convaincu par une longue et attentive recherche que la douleur gastrique est reconnaissable à des caractères qui lui sont propres et qu'il n'est pas au-dessus de nos ressources de la distinguer des autres douleurs, dût sa localisation sembler d'abord indécise. De même qu'une douleur utérine ne s'accuse pas sous la forme d'une souffrance intestinale, quoique elle siége au bas ventre et qu'elle échappe souvent à une localisation précise, de même les gastralgies ont leur cachet qu'on découvre sous les récits confus ou diffus des malades. »

Un certain nombre d'affections, offrant parmi leurs principaux symptômes, une vive douleur au creux épigastrique et un degré notable de cachexie peuvent donner lieu à des erreurs et faire croire à la présence d'un cancer de l'estomac. Nous ne fnisons que signaler en passant la péricardite, la pleurésie, les abcès du foie, les lésions du diaphragme, l'emphysème pulmonaire et un grand nombre de maladies de l'intestin, parmi lesquelles Brinton cite même un cas d'obstruction de l'intestin grêle dans la fosse iliaque droite. Toutes ces affections peuvent produire une douleur épigastrique qui paraît avoir son point de départ dans l'estomac lui-même, mais si la douleur dans ces cas est un symptôme important, les autres signes, généralement nombreux qui l'accompagnent ne permettent pas de penser longtemps à un cancer de l'estomac.

L'ulcère simple de l'estomac est l'affection avec laquelle il est le plus facile de confondre le cancer de cet organe et nous publions ci-après une observation dans laquelle le diagnostic a pu rester douteux pendant assez longtemps. Cependant la douleur dans l'ulcère simple a généralement des caractères différents de ceux qu'elle offre dans le carcinôme : rarement elle est lancinante comparable à un coup de couteau comme cela se voit dans le squirrhe ; elle est d'abord sourde, continue puis bientôt elle se transforme en une douleur brûlante, rongeante ; elle se montre d'abord et surtout au centre de l'épigastre où souvent elle reste limitée, ou bien à la pointe de l'appendice xyphoïde. La douleur rachidienne, que l'on rencontre assez souvent dans le cancer, est beaucoup plus commune et beaucoup plus intense dans l'ulcère simple ; elle se montre au niveau des apophyses épineuses dans l'intervalle qui sépare la huitième dorsale de la cinquième lombaire. Tandis que la pression au creux épigastrique n'exagère pas toujours la douleur dans le cancer de l'estomac, elle détermine toujours, au contraire, dans le cas d'ulcère une sensation extrêmement pénible, c'est presque là un symptôme caractéristique il fait bien rarement défaut.

Enfin les attitudes particulières que prennent, pendant les crises douleureuses, les malades atteints d'ulcères simples, ne se retrouvent pas au même degré dans le cancer. Rappelons enfin que la douleur du cancer offre parmi ses caractères paincipaux celui d'être continu, de revêtir rarement la forme d'accès cardiagiques. Ces accès, au contraire, forment la caractéristique de l'ulcère simple et, dans l'intervalle, on observe des rémissions complètes qui durent parfois assez longtemps.

OBSERVATION XXI.

(Personnelle).

La nommée P... Sophie âgée de 54 ans, ouvrière en caoutchouc entre le 1er juillet 1874 à l'hopital St. Antoine salle Sainte-Geneviève lit n° 3, dans le service de M. Dumontpallier.

Le père de cette malade est mort à 105 ans, sa mère bien portante ordinairement est morte à 45 ans. La malade elle-même a été réglée à 9 ans et 3 mois. Les menstrues se sont établies dès l'abord très-régulièrement sans déterminer aucun trouble. Elle n'a fait aucune maladie jusqu'à ces deux dernières années. Elle nie énergiquement tout caractère nerveux, toutefois, pendant qu'on l'interroge elle paraît très agitée, très-impressionnable et disposée à pleurer facilement.

Cette femme a subi beaucoup de privations pendant la guerre. Au mois de juin 1871, elle a veillé son mari pendant 24 jours ; au mois d'octobre elle a commencé à souffrir de l'estomac. Dès le début de ses douleurs elle a vomi le sang ; elle le vomissait par cuvette, dit-elle, et tout rouge.

Ces vomissements se sont reproduits tous les jours aussi abondants pendant trois mois. Ils s'accompagnaient de douleurs continuelles dans l'estomac, dans la tête et dans le dos. Elle a été soignée à cette époque à l'hôpital de la Charité dans le service de M. Bernutz. Au bout de ces trois mois les vomissements ont cessé, mais les douleurs ont persisté pendant deux mois encore. Depuis cette époque, cette femme s'est parfaitement portée jusqu'à ces jours derniers. Cependant la céphalalgie a toujours persisté, moins intense il est vrai.

Il y a six semaines les vomissements sanguins ont reparu s'accompagnant des |mêmes douleurs ils ont cessé au bout de trois semaines et les douleurs seules sont restées.

Etat actuel. — Lorsque la malade est sur le point de rendre, elle sent d'abord une brûlure dans l'estomac puis elle vomit; cependant depuis trois semaines elle n'a pas eu de vomissements même alimentaires. D'ailleurs elle n'a jamais de vomissements alimentaires ou bilieux : elle rend du sang. Elle a continuellement la bouche amère.

Elle ressent des douleurs spontanées qu'on exagère par la pression, au niveau de l'estomac, surtout vers la grande courbure; elle n'éprouve aucune douleur dans les côtés, mais elle ne peut rester couchée sur le côté gauche. On constate une douleur dans le dos, à la pression des apophyses épineuses des 5e, 6e, 7o et 8e vertèbres dorsales. Elle a une hémicrânie gauche presque continuelle. La malade souffre beaucoup plus l'été que l'hiver, plus quand il fait chaud que quand il fait froid. Elle ne ressent jamais le besoin de manger; sa constipation est très-opiniâtre. Elle est d'un pâle terreux; les muqueuses sont très-anémiées.

Le 7 juillet, la malade vomit gros comme une noix de sang. Le 18 juillet, trouvant qu'on ne la soigne pas suffisamment en ne lui donnant que du lait, elle quitte l'hôpital.

Parfois, chez les *tuberculeux*, l'état latent des lésions thoraciques et la prédominance des symptômes gastriques jcints à la cachexie du malade, les complications offrant beaucoup de ressemblance dans l'un et l'autre cas, pourraient porter l'esprit vers l'idée d'un cancer de l'estomac.

Le tuberculeux, en général plus jeune que le malade atteint de cancer de l'estomac, accuse, comme premier symptôme, une douleur pendant la digestion, douleur commençant une ou deux heures après le repas, pour diminuer et disparaître peu à peu. La douleur devient bientôt fréquente et se montre à la suite de tous les repas; le malade a des maux de cœur, des nausées pénibles, et bientôt chaque mouvement de déglutition est accompagné de douleurs très-vives. Les troubles de la digestion peuvent être tellement intenses, qu'ils deviennent par eux-mêmes la cause de la mort.

Chez ces malades, l'examen de la poitrine, la fièvre, viennent en aide au diagnostic, de plus, la douleur elle-même est beaucoup plus variable que dans le cancer, il est rare qu'elle soit aussi intense ; d'ailleurs elle présente tous les degrés depuis une simple sensation de pesanteur jusqu'à la brûlure. Le siége, de même, est assez variable : fixée le plus souvent au centre même de l'épigastre, la douleur s'étend quelquefois au-delà de la région épigastrique en dehors de laquelle elle se trouve parfois entièrement située. Cette douleur est plus capricieuse et se montre plus irrégulièrement que dans le cancer de l'estomac.

Les *dyspeptiques* deviennent souvent cachextiques lorsque les digestions ont été pendant longtemps troublées, et dans ces cas, ils éprouvent une sensation de pesanteur, de constriction, de souffrances sourdes, qui peut faire croire à la présence d'un cancer ; mais il faut très-longtemps pour que ces malades arrivent à un degré de cachexie très-prononcé, beaucoup plus que n'en met ordinairement le cancer dans son évolution. Il faut cependant réserver le pronostic : l'étiologie du cancer est encore très-obscure, et de même que diverses altérations de la peau ou des muqueuses, comme le psoriasis (Trélat, Debove) peuvent subir à la longue la dégénérescence cancéreuse, de même, on voit des individus qui, très–longtemps dyspeptiques, présentent, à la fin, les symptômes du cancer de l'estomac. C'est peut-être ce qui s'est passé dans l'observation que nous relatons ci-après :

OBSERVATION XXII.

(Dûe à l'obligeance de M. Legendre, interne à l'Hotel-Dieu, service de M. Empis).

Le nommé L... Jean, domestique, agé de 52 ans, est entré à l'Hotel-Dieu le 10 janvier dernier, salle St. Thomas, dans le service de M. Empis.

L. avait dans sa jeunesse, une forte constitution. On ne trouve chez lui aucune trace de scrofule ni de maladies vénériennes; rien dans ses antécédents héréditaires. C'est un bon buveur, mais il n'a jamais eu de symptômes d'alcoolisme et on ne trouve à l'heure actuelle ni rêvasseries ni tremblements des mains. Avant la maladie dont il se plaint, il est entré deux fois à l'hopital, en Afrique où il a été soldat : la première fois pour fractures des dernières côtes gauches et la seconde fois pour une fièvre typhoïde qui l'a retenu 3 mois à l'hôpital et qui a été suivie d'une convalescence lorsque durant laquelle, dit-il, ses jambes d'abord et ses bras ensuite, ont gonflé (?)

C'est à 1867 qu'il fait remonter son mal actuel : il a eu à cette époque des accès cardialgiques très-pénibles, qui survenaient ordinairement pendant la nuit et qui n'étaient pas influencés par l'arrivée des aliments. Avec cela, il avait des nausées et des hématémèses de sang rouge caillé. Après 1870 les vomissements de matières alimentaires se sont montrés ; toutefois, ils n'étaient pas continuels et des périodes de repos alternaient avec des périodes de spasmes durant lesquelles les vomissements étaient très-fréquents et se produisaient aussi bien le jour que la nuit, mais ne se montraient jamais que longtemps après les repas. Certains aliments étaient alors digérés régulièrement, tandisque d'autres étaient rejetés... séjour dans l'estomac qui durait par fois trois ou quatre jours. Cet état dura jusqu'en 1872 époque à laquelle le malade se décida à entrer à l'hôpital.

Depuis 1872 jusqu'à maintenant voici la longue liste des hopitaux et des services qu'il a fréquentés. Il entre d'abord à St. Antoine où il reste quelques mois et dont il ne sort qu'après qu'une amélioration s'est produite dans son état ; mais elle dure peu et c'est à la Charité qu'il se présente, il y est admis mais il en sort bientôt après une amélioration semblable à la première. Il entre ensuite à la Pitié chez M. Marotte, il y reste trois semaines, mais on le retrouve un peu plus tard à l'ancien Hotel-Dieu dans le service de M. Guéneau de Mussy. Après cela, il entre successivement au Temporaire chez M. Ferrand à St. Antoine chez M. Mesnet, à la Pitié chez M. Desnos, à St. Antoine chez M. Molland et enfin à l'Hotel-Dieu où il se trouve actuellement.

La santé du malade a été momentanément améliorée après son séjour dans chacun des hôpitaux où il a été admis : partout le régime lacté a été ordonné au début, mais il réussissait mal et était bientôt abandonné; à peine le lait était-il ingéré, le malade le rejetait. Le malade ne donne aucune indication sur les médications diverses employées à la suite de ce premier traitement.

Les douleurs gastriques étaient vives à la région épigastrique et s'irradiaient dans le côté droit et l'épaule. Le malade les compare à des brûlures profondes; calmées par l'ingestion d'aliments liquides et doux.

Il y a des vomissements de sang noirc omparables à de la suie ou à des morceaux de foie, souvent accompagnés de mélœna ; et alors le malade était très-faible et son visage d'une pâleur remarquable.

Depuis 1872 l'amaigrissement a été très-accentué et graduel ; en même temps la diarrhée était presque continuelle.

État actuel. — L'amaigrissement est considérable, le teint est cachectique. On perçoit en palpant l'estomac, une sensation de résistance de la face antérieure, mais sans qu'une place soit plus dure qu'une autre et sans bosselures. L'estomac est un peu développé, mais est peu sensible. La percussion de la région stomacale donne de la sonorité tympanique dans toute son étendue, excepté du côté du pylore où la matité est très-appréciable en même temps que la pression y détermine de la douleur ; à ce niveau pourtant, on ne trouve pas la sensation que donnerait une tumeur.

Le cœur, les poumons, le foie et la rate ne présentent rien à noter.

Le malade, à son entrée a des douleurs cardialgiques très-pénibles et des vomissements alimentaires très-fréquents.

Traitement. — Pilules. — Extrait d'opium.   }
      —   — de belladonne. } à 0 gr., 01

Les douleurs sont calmées et il n'y a plus de vomissements depuis huit jours ; il mange avec appétit et se soulage par le bouillon et les aliments légers. Il peut dormir.

On continue le traitement. le même état persiste.

On ne sera pas tenté de confondre la douleur du cancer de l'estomac avec la douleur provoquée par une *gastrite aiguë*. Dans ce cas la douleur est le seul symptôme qui puisse faire songer à une affection maligne et d'autre part, l'étiologie est généralement assez nette, la marche assez rapide pour que cette erreur ne puisse s'accréditer longtemps.

La *gastrite chronique* est caractérisée par des douleurs ordinairement peu vives à l'épigastre ou à la région du dos, des vomissements glaireux ou bilieux ou composés de matières alimentaires, l'existence d'un mouvement fébrile qui se montre par intervalles. On se basera pour faire le diagnostic sur le peu d'intensité de la douleur, sur la nature des vomissements et sur l'existence de ce mouvement fébrile. Cependant au début du cancer, sans le secours des autres symptômes, la distinction serait souvent impossible, les douleurs lancinantes pouvant s'observer dans la gastrite chronique.

L'*épigastralgie*, souvent confondue avec la gastralgie elle-même, consiste presque uniquement en phénomènes douloureux; mais c'est une hypéresthésie, une exaltation de la sensibilité ou une douleur réelle siégeant superficiellement dans la peau du creux épigastrique et secondairement dans les muscles de cette région, surtout dans le diaphragme. Mais dans ce cas, c'est surtout le contact des vêtements, le plus léger attouchement qui peuvent provoquer des douleurs vives; l'ingestion des aliments n'a aucune influence; de plus, en dehors du début de fièvres exanthématiques, l'épigastralgie ne se voit guère que dans l'hystérie et dans les affections de la moëlle épinière. Or nous allons voir bientôt comment dans ces cas douteux, il est possible de différencier l'ataxie locomotrice, par exemple, du cancer de l'estomac.

Le cancer, au début, peut être pris pour une *gastralgie*, alors que ses signes anatomiques et ses caractères cachectiques ne sont pas encore bien manifestes ; plus souvent, peut-être, on a considéré comme appartenant au cancer, des accidents nerveux dépendant d'une simple gastralgie chez des individus anémiés et débilités, mais, outre les troubles variés de l'estomac, la gastralgie est principalement caractérisée par des signes négatifs, par sa marche irrégulière, intermittente, la coexistence des troubles nerveux et principalement de phénomènes liés à l'hystérie ou à l'anémie.

L'affection singulière désignée sous le nom de *goutte dans l'estomac*, est assez mal déterminée ; elle semble caractérisée par l'apparition d'une dyspepsie violente et soudaine chez un individu qui passe pour goutteux. Dans ces cas, on pourrait penser au début d'un cancer ; d'autant plus que la diathèse artritique ou la diathèse goutteuse, sont ainsi qne nous l'avons vu, celles qui prédisposent à l'apparition d'un cancer, cette dernière affection ne se montrant jamais, ou tout au moins ne se montrant que fort rarement, chez des individus nettement scrofuleux.

Mais, dans ce que l'on appelle la goutte dans l'estomac, ces accès de dyspepsies violentes sont généralement produits par l'ingestion d'aliments indigestes et ils sont de courte durée. D'ailleurs ajoutons que cette affection, surtout décrite par les médecins Anglais, est absolument niée par quelques-uns des plus éminents d'entre eux, Brinton, Watson, Todd, par exemple.

Le *cancer siégeant dans le colon tranverse* et vers la partie moyenne de celui-ci peut donner lieu à des difficultés de diagnostic absolument insurmontables, mais cela surtout quand les principaux symptômes produits par cette lésion sont ceux de la cachexie : la douleur elle-même diffère et surtout n'entraîne pas les mêmes irradiations. En dehors de toute lésion anatomique, les coliques du gros intestin, elles-mêmes, quand elles occupent la partie transverse, doivent donner lieu à beaucoup de réserves. Là le diagnostic à première vue est souvent difficile et il faut attendre pour décider la question l'évolution ultérieure de la maladie. Cet élément de décision ne tarde guère et le jugement du médecin ne reste pas longtemps suspendu.

Dans les *coliques hépatiques* les douleurs occupent souvent exactement la région épigastrique et s'accompagnent de nausées et de vomissements. L'ictère ou le sufictère ne viennent pas toujours offrir un élément de diagnostic. Comme le dit M. le professeur Lasègue, dans un nombre de cas si considérables qu'ils représentent presque la règle, les coliques hépatiques cessent avant d'aboutir à l'obstruction et à la jaunisse. Pendant la durée de ces tentatives infructueuses d'expulsion, la douleur est le seul phénomène et pas un malade ne manque de la rapporter à l'épigastre, si même il ne lui assigne le côté gauche, et même, dit encore ce professeur, presque toujours, sinon toujours, quand on constate une douleur soudaine, atroce, occupant le creux épigastrique, sans relation ni avec l'ingestion récente des aliments, ni avec l'introduction d'un poison corrosif, n'aboutissant pas à une indigestion évidente, il y a lieu d'admettre d'emblée l'existence d'une colique hépathique.

Ces lignes mêmes nous fournissent les éléments du diagnostic. Outre que la douleur de l'estomac, loin de se montrer uniquement par accès, est, au contraire, continue, elle s'exagère souvent sous l'influence des matières alimentaires et s'accompagne des phénomènes habituels de l'indigestion. De plus dans ce cas, les commémoratifs sont tout autres, de même les selles offrent des caractères spéciaux dans les coliques hépathiques, et cette affection seule s'accompagne de douleurs très-vives dans la région du foie.

Nous avons déjà dit un mot de l'épigastralgie qui peut accompagner les affections de la moëlle épinière. Il s'agit surtout de l'*ataxie locomotrice progressive* qui parfois s'accompagne de *crises gastralgiques ou gastriques*, comme les appelle

M. le professeur Charcot. Ce phénomène est, en somme, assez peu commun ; c'est pourquoi, dans certains cas, l'attention n'étant pas attirée de ce côté, on peut supposer l'existence d'un cancer. Cependant les crises gastriques de l'ataxie locomotrice offrent des caractères tout-à fait spéciaux, et il suffit d'y songer pour éviter toute erreur de diagnostic. En effet, ces crises se montrent le plus souvent à l'époque même où existent des douleurs fulgurantes qui viennent traverser les membres. Les malades accusent des douleurs qui, partant du pli de l'aine, remontent de chaque côté de l'abdomen pour venir se fixer au creux épigastrique. En même temps ils accusent des douleurs siégeant entre les deux épaules et qui s'irradient autour de la base du tronc. Ces irradiations sont donc absolument différentes de celles du cancer ; et de même les vomissements presque incessants et extrêmement pénibles qui accompagnent les crises gastriques, s'ils sont parfois teintés de sang, n'offrent aucun point de ressemblance avec ceux du carcinôme de l'estomac. Enfin, dans l'intervalle des crises gastriques qui durent ordinairement plusieurs jours, on n'observe généralement aucun trouble dans les fonctions de l'estomac.

En dehors des maladies que nous venons de signaler, on peut encore trouver de la douleur au creux épigastrique dans certaines altérations du sang : l'anémie, la chlorose, l'intoxication chronique du sang par l'alcool, le plomb, le mercure, l'impaludisme, mais nous faisons un travail sur la douleur du cancer et non sur la gastralgie en général, et dans les affections que nous venons de signaler en dernier lieu, les douleurs se trouvent suffisamment expliquées dans la plupart des cas, pour que l'on ne puisse, d'après ce seul symptôme penser à un cancer de l'estomac.

CONCLUSIONS.

S'il nous est permis de tirer quelques conclusions des matériaux réunis dans cette thèse, voici quels sont les points sur lesquels nous croyons devoir insister :

Dans les cas si fréquents où le cancer de l'estomac est d'un diagnostic très-difficile, le symptôme douleur, bien observé, peut donner des signes de probabilité très-grande. En effet, les douleurs que nous avons signalées dans le cancer ne se voient dans aucune autre affection avec les mêmes caractères de continuité, de persistance, ni avec les mêmes irradiations.

Le cancer de l'estomac étant admis, la douleur peut-elle fournir quelques renseignements sur la nature du cancer et sur son siége? Nous avons vu que le cancer ulcéré, squirrhe ou encéphaloïde, et surtout ce dernier, siégeant principalement dans la muqueuse, s'accompagnait de douleurs beaucoup plus intenses que le squirrhe infiltré sans altération apparente de la membrane interne de l'organe.

Quant à l'influence du siége, elle ne fait pour nous aucun doute. Nous avons cité en résumé un

grand nombre d'observations dans lesquelles l'existence ou l'absence des douleurs s'accordent toujours, avec l'existence ou l'absence des altératious
du pylore. Nous aurions pu en citer bien d'autres
encore. Il existe assurément des cas dans lesquels des douleurs ayant été constatées pendant
la vie, le pylore à l'autopsie paraît sain; mais, dans
ce cas, la tumeur siége toujours à peu de distance
de l'orifice duodénal, et, le cancer étant toujours
beaucoup plus étendu que ne pourrait le faire
croire l'examen microscopique, il est permis de
supposer que le pylore était également envahi
dans ces cas.

INDEX BIBLIOGRAPHIQUE.

Lebert. — Traité pratique des maladies cancéreuses. Paris, 1851.

Rocques. — Infiltration cancéreuse de la totalité des parois de l'estomac; marche latente (Bulletin de la société anatomique 1857).

Grisolles. — Traité de pathologie interne, 1869.

Brinton (W.). — Traité des maladies de l'estomac, traduit de l'anglais par Riant avec une introduction de M. le professeur Lasègue. Paris, 1870.

Charcot. — Leçons sur les maladies du système nerveux, 2ᵉ série. Paris, 1873.

Bennett (John Hughes). — Leçons cliniques sur les principes et la pratique de la médecine. Edition française, traduction de P. Lebrun. Paris, 1873.

Spring Vanler et Masius. — Symptômatologie ou traité des accidents morbides. Paris, Bruxelles, 1868-1875.

Gueneau de Mussy (Noël). — Clinique médicale, t. II, page 142. 1874.

Jaccoud. — Traité de pathologie interne, 5ᵉ édition, T. II, pages 170, 182. 1877.

Spillmann (P.). — De la tuberculisation du tube digestif, thèse de concours, Paris 1878.

Raymond (F.). — Des dyspepsies. Thèse de concours, Paris 1878.

Namin. — Relation des néoplasmes avec l'arthritis. Thèse de Paris, 1878.

Loiseaux. — Contribution à l'étude du cancer latent de l'estomac. Thèse de Paris, 1875.

Chesnel (F.) — Etude clinique sur le cancer latent de l'estomac. Thèse de Paris, 1877.

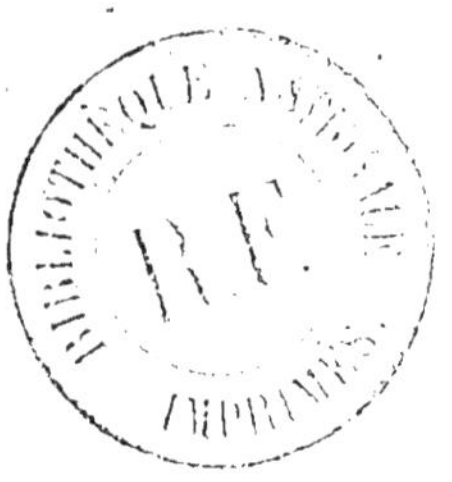

Paris.— Impr. F. PICHON, 51, rue des Feuillantines, et 14, rue Cujas.

www.ingramcontent.com/pod-product-compliance
Ingram Content Group UK Ltd.
Pitfield, Milton Keynes, MK11 3LW, UK
UKHW022119070726
13613UKWH00003B/1165